DES MOYENS PRATIQUES

DE CONSTATER

LA MORT PAR L'ÉLECTRICITÉ

A L'AIDE DE LA FARADISATION

PAR

LE Dr BONNEJOY

Ancien Élève des hôpitaux.

PARIS

J. B. BAILLIÈRE et FILS

LIBRAIRES DE L'ACADÉMIE IMPÉRIALE DE MÉDECINE,

Rue Hautefeuille, 19

Londres	**Madrid**	**New-York**
HIPPOLYTE BAILLIÈRE	C. BAILLY-BAILLIÈRE	BAILLIÈRE BROTHERS

Leipzig. E. Jung-Treuttel, Querstrasse. 10

1866

DES MOYENS PRATIQUES

DE CONSTATER

LA MORT PAR L'ÉLECTRICITÉ

A L'AIDE DE LA FARADISATION

PREMIÈRE PARTIE

EXAMEN CRITIQUE DES SIGNES CLASSIQUES DE LA MORT

§ Ier

S'il est une question dont l'actualité soit toujours la même et qui intéresse tout le monde à un point égal, c'est assurément celle de la constatation réelle de la mort.

La crainte d'être victime d'une erreur, dans ce cas, a poursuivi bien des hommes ; et, depuis les temps anciens, tous les peuples ont institué divers moyens pour s'assurer de la mort réelle. Ces moyens ont peu varié jusqu'à présent, mais leur insuffisance a été bien souvent démontrée.

Vouloir discuter chacun de ces moyens m'entraînerait beaucoup trop loin ; la chose a d'ailleurs été faite par tous les auteurs qui ont traité de la mort apparente. Je me propose seulement, dans ce travail, de passer en revue les principaux signes adoptés comme *criterium*, pour les rattacher à un même principe ; c'est ce qui fera l'objet des premiers paragraphes. Dans les suivants, je ferai ressortir les avantages que possède l'électricité appliquée à cet objet par la *Faradisation*, et j'exposerai les moyens pratiques d'utiliser, dans ce cas, ce précieux agent.

§ II

Le nombre des signes qu'on voit figurer dans les auteurs qui ont traité de cette matière est assez considérable, et, au premier abord, on est étonné de cette confusion. Cependant je pense qu'elle n'est qu'apparente, car plusieurs de ces signes n'ont, pris isolément, presque aucune valeur ; en ce sens qu'on les a rencontrés quelquefois dans des cas où la mort n'était qu'apparente. C'est leur réunion et leur coïncidence seule qui leur donne du poids.

Je citerai, comme le plus souvent indiqués, le *facies* hippocratique, disposition spéciale des muscles de la face, espèce d'*ataxie*, qui indique une perturbation dans le système nerveux.

La cessation, apparente pour les assistants, de l'exercice des sens ; elle est fort difficile à constater *réellement*, et reconnaît la même cause.

La résolution des membres, qui fait paraître le corps plus lourd, c'est-à-dire difficile à maintenir dans une position donnée.

Le libre passage de l'air que l'on souffle dans la bouche, qui tient à ce que le voile du palais ne remplit pas ses fonctions.

L'affaissement des yeux causé par la déplétion du réseau vasculaire profond de l'orbite, suite de l'arrêt du cœur.

Les épreuves de la bougie, du miroir et des corps légers tenus en suspension devant le nez ou la bouche, qui indiquent l'absence de tout courant d'air expiré par le poumon.

L'aplatissement des parties déclives, suite de la résolution musculaire.

La lividité de la peau, le bleuissement des doigts, leur opacité, phénomènes causés par l'arrêt du cœur : celui-ci n'envoyant plus le sang artériel qui colore en rose les tissus pendant la vie, ils ne contiennent plus que le sang veineux, qui est noirâtre.

La persistance de chaleur animale paraît un assez bon signe en ce que la manifestation la plus importante de la vie est la chaleur, résultat de toutes les réactions chimiques qui se passent dans la profondeur des tissus. Le symptôme initial de presque toutes les maladies est un frisson ou une sensation de froid. Le refroidissement est aussi le premier avant-coureur de la mort. Des auteurs allemands ont voulu baser sur ce fait un système d'exploration à l'aide d'un thermomètre ; mais, dans la pratique, ce moyen paraît impossible à employer, soit parce que le degré de température varie dans des proportions considérables pour un même temps écoulé ; soit parce que la manière de le constater présente de trop grandes difficultés.

L'absence de phlyctènes ou d'auréoles sur la peau après une brûlure est un phénomène qui, signalé déjà par Burdach (1), se retrouve dans d'autres auteurs plus anciens et même dans la tradition populaire.

On sait depuis quelque temps que toute rougeur, inflammatoire ou passagère, est causée par une paralysie des fibres vaso-motrices qui, augmentant le calibre des capillaires, y permet une plus grande affluence de sang. Dans le cas qui nous occupe, on conçoit que, si la vie persiste encore dans l'organisme, ces fibres seront sensibles à une excitation aussi active que celle de la brûlure ; et que le sang, n'étant pas encore coagulé, affluera plus ou moins autour de la lésion. La séparation instantanée du sérum, qui constitue la phlyctène, tient aussi à une propriété vitale, moins facile à expliquer, mais tout aussi évidente.

(1) Burdach, *Traité de physiologie.* Paris, 1837-1841.

Le relâchement des sphincters, auquel M. Bouchut (1) accorde une assez grande valeur, se remarque pendant la vie et sous l'influence d'une vive émotion morale; il peut avoir lieu au moment de la mort par l'effet de la perturbation du système nerveux dont l'action se désorganise, et qui cesse bientôt entièrement d'envoyer l'*influx* nécessaire pour faire contracter ces muscles.

La dilatation de la pupille est un phénomène du même ordre que le précédent, et qui reconnaît la même cause. Cette dilatation cesse quelques heures après la mort, et suit, en cela, exactement la même marche que le système musculaire dont la rigidité apparaît dans les mêmes conditions, aussi précédée de la résolution ou relâchement des fibres.

L'apparence de toile glaireuse sur la cornée, sur laquelle Winslow, Verdier et surtout Louis avaient attiré l'attention, a été beaucoup moins considérée par MM. Devergie et Orfila. On sait que l'aspect brillant de l'œil tient à ce que la cornée est humectée constamment du liquide sécrété par les glandes lacrymales, et que, cette sécrétion venant à cesser, la cornée devient opaque. Une paralysie de la paupière supérieure, son ablation totale, donnent le même résultat. Il faut donc être fort circonspect dans l'appréciation de ce signe, puisque tant de causes, qui n'ont rien d'incompatible avec la vie, peuvent y donner lieu.

En 1858, le docteur Collongues publia un mémoire (2) dans lequel il signalait un nouveau moyen de constater la vie : un cylindre de métal dont une extrémité conique se met dans l'oreille, et l'autre, creuse, s'applique sur un doigt ou une partie quelconque du corps en expérience, donne une sensation double de bruit; l'un est continu comme un bourdonnement, l'autre a des intermittences, comme des craquements.

(1) Bouchut, *Traité des signes de la mort.* Paris, 1849.
(2) Collongues, *Application de la dynamoscopie à la constatation du décès.* Paris, 1858.

J'ai vu, en 1858, l'auteur constater, sur des cadavres, que ces bruits cessent d'être perceptibles en se retirant des extrémités vers le tronc et persistent plus longtemps dans la région précordiale. Cette marche coïncide avec celle du refroidissement. L'auteur paraissait fort convaincu ; mais, soit qu'il possédât une finesse d'ouïe bien supérieure à celle de la masse des expérimentateurs, soit pour toute autre cause, cette exploration, pourtant si facile, n'a point passé dans l'usage et n'a pas été, depuis, renouvelée que je sache.

L'absence des battements du cœur, que M. Bouchut, dans son remarquable travail (1), place en première ligne, mérite-t-il cet honneur? MM. Brachet, Josat, Collongues, Parrot, pensent le contraire, mais une commission de l'Académie des sciences avait appuyé l'opinion de l'auteur du travail précité. Pour moi, je pense que, si on pouvait mettre le cœur *à nu* sans nuire à ses fonctions, et constater, pendant *cinq minutes*, délai fixé par M. Bouchut, qu'il n'y a *aucune espèce* de contractions, ni spontanées ni surtout *provoquées,* on pourrait se ranger à son opinion. Mais, malheureusement, ce viscère est renfermé dans une cage osseuse, et, pour qu'on les constate, même par l'auscultation d'une oreille exercée, il leur faut déjà, à ces contractions, une certaine énergie.

Plusieurs faits, cités par MM. Depaul, Girbal, Brachet, montrent que l'auscultation ne dénote souvent aucun bruit pendant vingt minutes. On sait que, dans l'Inde, des fakirs peuvent suspendre volontairement les battements de leur cœur pendant un temps variable, quelquefois une demi-heure (2). D'autres faits, non publiés, mais racontés par des médecins ou des personnes dignes de foi, présentent les mêmes conditions. Dans certains cas même, les corps étaient déjà ensevelis, lorsque la vie revint spontanément avec des battements énergiques du cœur. J'ai, pour ma part, été témoin d'un fait de ce genre.

(1) Bouchut, *Traité des signes de la mort.* Paris, 1849.
(2) Ch. Londe, *Lettre sur la mort apparente.* Paris, 1854.

Je pense, quant à moi, que, dans ces cas, des battements, ou mieux, des *contractions fibrillaires* du cœur existaient réellement, mais que, pour les constater, il eût fallu faire l'impossible expérience que je citais plus haut, l'oreille la plus exercée étant impuissante à les saisir au travers des parois osseuses et épaisses de la poitrine.

Une expérience fort ancienne se rattache à cet ordre d'idées, c'est celle du verre d'eau posé sur le sternum ; il est certain que le moindre frémissement, ¡venant de l'intérieur du corps, doit faire rider la surface du liquide, et que c'est là un moyen plus délicat que l'auscultation, dans les cas où les faits l'ont démontrée impuissante comme dans certains cas de syncope prolongée. Les *bulletins de la Société de chirurgie*, en 1854 (1), ont donné plusieurs faits dans lesquels le chloroforme avait amené ce phénomène ; dans ces cas, les battements du cœur ont été, pour l'oreille, suspendus pendant longtemps et n'ont reparu qu'au bout de cinq quarts d'heure de frictions énergiques.

Vinslow déclarait que les mouvements du cœur pouvaient être insensibles à l'œil et à la main sans être entièrement suspendus. C'était également l'opinion de M. Louis, et nous venons de voir que la découverte de l'auscultation n'a pas beaucoup changé les choses, puisque MM. Boinet, Maisonneuve, Depaul, ont vu ce que nous citions plus haut. Voilà l'état de la question quant à la non-perception des battements du cœur en tant que signe infaillible de la mort.

La rigidité, signe fort anciennement remarqué, est un de ceux qui me paraissent avoir le plus de valeur ; du moins son apparition coïncide avec la diminution rapide de la chaleur du corps. Bérard, Orfila et Béclard l'attribuaient à la coagulation du sang dans les capillaires, mais il est plus probable qu'il a sa cause dans les phénomènes encore peu connus, qui ont

---

(1) 1853-54, t. IV, pages 20, 14, 104.

pour siége la fibre musculaire primitive. Je comparerais ce symptôme à la *crampe* et je serais porté à y voir la dernière manifestation de la force vitale, au moment où le système nerveux perd entièrement son action sur la nutrition intersticielle, qu'il commande pendant la vie. Chose curieuse, et qui semblerait appuyer mon hypothèse : une paralysie qui a existé sur un muscle, pendant la vie, n'empêche pas la rigidité de s'y manifester; or on sait qu'un muscle paralysé *du mouvement* ne meurt pas et continue à être soumis aux phénomènes de nutrition intime, comme son voisin, dont l'action est normale, à cela près que cette nutrition est un peu moins active, et qu'elle peut finir, à la longue, par l'atrophie. Mais la rigidité se remarque seulement où il y a de la fibre musculaire.

Même dans les cas de tétanos, la rigidité ne se montre qu'après une période intermédiaire de flaccidité. Dans les cas ordinaires, elle paraît en moyenne après 12 ou 18 heures.

De plus, les auteurs s'accordent généralement pour reconnaître que ce signe n'a jamais, ou presque jamais, été vu que dans les cas de mort réelle, alors qu'il serait trop tard pour espérer de ramener la vie.

§ III

Les auteurs qui se sont occupés de rechercher les signes de la mort en ont enfin cité un, que j'ai réservé pour la fin à cause de l'importance plus grande que je lui attribue, je veux parler de l'absence de la contractilité musculaire.

Il est certain que la manifestation par excellence de la vie, c'est le *mouvement* et, ce qui produit le mouvement, c'est le muscle. La singulière propriété que possède la fibre musculaire de se raccourcir, sans changer de volume, sous l'influence de l'excitant spécial et inconnu dans son essence, appelé influx nerveux, est, de tous les phénomènes vitaux, celui qui joue le rôle le plus important. C'est le premier qui apparaît dans l'embryon lorsque les cellules de l'œuf se sont réunies en une masse organisée ; le *punctum saliens* avait déjà été remarqué par les anciens physiologistes, il est donc naturel d'admettre, *à priori*, que l'intensité de la vie coïncide avec celle de cette propriété.

D'ailleurs la plupart des signes que nous avons passés en revue se rattachent, au fond, à celui dont nous parlons : l'aspect particulier connu sous le nom de *facies* hippocratique, tient à une modification dans l'équilibre des muscles de la face. Dans l'état normal chacun de ces muscles, possédant sa ténacité propre, imprime aux traits un ensemble donné qui constitue la physionomie. Mais, au moment de la mort, cet équilibre est détruit par la désorganisation profonde du système nerveux, et la fibre musculaire traduit ainsi l'état de la vitalité.

Ce qui se passe à la face se fait aussi sentir dans l'ensemble musculaire du corps tout entier ; c'est ce qui donne lieu à la résolution des membres.

Le quatrième des signes que nous avons cités a pour cause le défaut d'action du voile du palais.

J'ai expliqué plus haut comment je comprenais le phénomène de l'aréole des brûlures, et comment je le rattache aux propriétés de la fibre musculaire.

Il en est de même, évidemment, du relâchement des sphincters. Les phénomènes dont la pupille est le siége s'expliquent de la même façon.

J'ai déjà cité les battements du cœur, dont la cessation constitue, pour plusieurs auteurs, le signe certain de la mort, et je me bornerai à faire remarquer que le cœur est un muscle, et le plus important de l'économie, puisqu'il est le seul dont l'ablation ou simplement la blessure est incompatible avec la vie. C'est aussi le premier qui entre en action (le *punctum saliens*) chez le fœtus. Virgile, écho de la science de son temps, a dit : *Cor ultimum moriens*. C'est dans le cœur que se remarque à un plus haut degré, le phénomène de la contractilité, qui nous occupe en ce moment. On trouve noté, dans plusieurs observations dont les auteurs déclarent n'avoir plus entendu de battements, un *frémissement* sourd, dû évidemment à des contractions fibrillaires, lorsque la vie est revenue après des syncopes assez longues et à l'aide des soins appropriés.

C'est ce dernier phénomène que l'on cherche à constater dans l'expérience du verre d'eau, déjà citée.

La rigidité a pour siége le système musculaire, la cause en est difficile à expliquer ; on peut, en imprimant aux membres des mouvements assez forts, la vaincre et constater de nouveau la contractilité : alors la rigidité reparaît. Mais, si elle ne doit pas reparaître, les muscles sont immobiles sous l'action des excitants spéciaux. Dans ce dernier cas toute propriété vitale a disparu, et on ne tarde pas à voir survenir la putréfaction, qui est le seul signe reconnu infaillible jusqu'à présent.

On voit que tous ces moyens, donnés par les auteurs, et que je viens de passer en revue, ne sont, en réalité, basés que sur l'exploration des propriétés contractiles de la fibre musculaire ; c'est là ce qui, dans mon opinion, donne à cette exploration le premier rang, et qui prouve que ce phénomène est la dernière des manifestations de la vie dans les corps organisés, d'où je conclus cette proposition, qui est, pour moi, d'une grande évidence :

L'état de la contractilité musculaire donne la mesure de la vitalité.

DEUXIÈME PARTIE

APPLICATION PRATIQUE DE L'ÉLECTRICITÉ

§ 1er

Depuis le moment où les physiologistes ont connu les merveilleuses propriétés de l'électricité, ils l'ont expérimentée de toute sorte de façons, afin de chercher les modifications qu'elle apportait aux divers organes qui composent le corps humain. Ils n'ont pas tardé à confirmer que c'était, en dehors du fluide nerveux, l'excitant spécial et par excellence de la contraction musculaire. Dans leur enthousiasme plusieurs avaient été jusqu'à affirmer l'identité de ce fluide avec celui qui circule dans le système des nerfs ; mais des recherches plus minutieuses ont démontré le peu de fondement de cette opinion.

Quoi qu'il en soit, c'est du moins, de tous les fluides dits *impondérables*, celui qui s'en rapproche le plus, puisque ce phénomène, la contraction musculaire, ne peut se produire que sous l'influence de l'un de ces deux agents. Cette vérité est même antérieure à la découverte de l'électricité, puisque c'est après l'avoir constatée que Galvani fit sa découverte.

Cette donnée physiologique étant établie, quoi de plus rationnel que d'employer, pour chercher la dernière étincelle de la vie, et en même temps pour tâcher de la ranimer, ce fluide qui en est comme le *succédané*.

Cette idée est venue à l'esprit de bien des gens, et on la trouve consignée dans les ouvrages de l'abbé Bertholon (1780), de Marat, célèbre plus tard, mais à un autre titre (1784), d'Aldini (1819). de Humboldt (1797), etc.; il n'est guère de traité un peu étendu sur l'électricité, qui n'en parle, peu ou beaucoup. Ce qui a manqué, ce n'est donc pas le principe théorique, ce sont les moyens vraiment pratiques de l'appliquer.

De tous les auteurs que nous avons cités, les uns emploient les décharges obtenues par les appareils à plateau de verre, c'est-à-dire l'électricité statique, ce sont les premiers; les autres, surtout Aldini, qui écrivait peu de temps après la découverte de Volta, emploient le courant de la pile. Mais il faut dire que l'idée qui nous occupe est là plutôt à l'état de germe qu'autrement.

« Il serait urgent que la police médicale ordonnât l'appli-
« cation de cet agent dans les cas d'apoplexie et de mort ap-
« parente. Les inhumations précipitées doivent exciter la ré-
« probation de tous les honnêtes gens. L'on devrait établir
« une constatation des décès par les médecins, et ceux-ci
« devraient alors recourir au galvanisme. Dans les cas où il
« sera impuissant, il faudra attendre la putréfaction, seul
« symptôme infaillible de la mort réelle (1). »

Jusqu'à ces derniers temps, c'était la pile que les auteurs conseillaient d'employer, mais on conçoit que la difficulté d'avoir toujours sous la main un appareil qui, pour donner une force suffisante, nécessitait une dépense assez grande de temps et d'argent, ait empéché l'application pratique. Aussi ce moyen n'a jamais été employé autrement que pour des expérimentations restreintes.

La découverte de l'induction, par Faraday, a été en électrologie un progrès immense. Elle a permis de généraliser facilement une grande partie des propriétés de l'électricité; mais elle a surtout doté la médecine d'appareils commodes et portatifs qui ont permis d'obtenir, à volonté et partout, des effets qu'on ne pouvait, auparavant, avoir que dans un cabinet de physique.

(1) Aldini, *Essai théorique et expérimental sur le galvanisme*. Paris, 1804.

J'ai démontré, dans un travail (1) sur l'application de l'électricité à la thérapeutique, que les effets physiologiques de contraction des muscles, donnés par les piles, quelles qu'elles soient, ne sont dûs, en réalité, qu'à *l'induction* qui se développe dans ces circonstances. D'où il suit que, lorsqu'on veut obtenir la contraction, c'est à l'appareil d'induction qu'il est infiniment plus rationnel et commode d'avoir recours. En effet, avec une bobine, contenue dans un appareil ne pesant pas 300 grammes, on peut obtenir une secousse aussi forte que celle d'une pile de 50 éléments Bunsen, ou de 70 Daniell. Aussi les appareils à pile simple sont-ils, aujourd'hui, abandonnés presque complétement pour celui dont nous parlons.

Ainsi donc je donne la préférence, quant aux appareils à employer, à ceux qui marchent avec des bobines d'induction. Le nombre en est assez considérable ; mais tous également sont bons, en tant qu'ils fournissent un courant facile à graduer et d'une intensité suffisante. Ceux de Morin, Ruhmkorff (petit modèle) Gaiffe, etc., peuvent indifféremment servir pour cet usage ; on peut même prendre, au besoin, tout appareil construit par les fabricants, pourvu qu'il réunisse ces deux conditions (2). Il reste encore à considérer la question du *dosage*, mais le galvanomètre ne peut malheureusement pas servir pour mesurer l'intensité du courant des bobines. La raison en est facile à comprendre : chaque interruption du trembleur donne lieu à deux courants successifs, extrêmement rapides, et de sens inverse. Il en résulte que l'aiguille, influencée par deux forces presque simultanées et contraires, reste au repos. Bien qu'en physique on l'emploie pour démontrer les lois de l'induction, cet instrument ne peut guère servir de point de comparaison, pour une cause que j'expliquerai plus loin.

(1) Bonnejoy, Thèses de Paris, 1862, p. 41.

(2) J'ai construit, pour mon usage médical habituel, un appareil, mesurant $0^m,1$ carré sur $0^m,04$ d'épaisseur, qui donne $0^m,002$ d'étincelle maximum, et qui est excellent pour cet emploi.

Cependant il est bon que l'opérateur se rende compte de l'intensité du courant qu'il emploie : les deux seuls procédés que je connaisse pour arriver, pratiquement, à une approximation suffisante, dans le cas qui nous occupe, sont : l'essai fait par l'opérateur lui-même en tenant une poignée communiquant aux pôles, dans chaque main; et l'inspection des dimensions de l'étincelle qui a lieu quand la bobine est à son maximum, entre ces deux mêmes pôles.

Le premier de ces moyens est à la portée de peu de personnes, à cause de la sensibilité nerveuse qui varie selon les tempéraments. Tout au plus est-il praticable dans les basses intensités, et pour un opérateur habitué à manier les appareils d'électricité. Lorsqu'on expérimente avec des intensités plus fortes, on s'expose à des dangers ; ce n'est pas impunément que le système nerveux reçoit de fortes secousses électriques, et j'ai vu des tempéraments à prédominance nerveuse se ressentir pendant plusieurs jours de secousses, même assez faibles. Ce phénomène est connu sous le nom de *courbature électrique*.

Quoi qu'il en soit, je considère un appareil comme suffisamment fort lorsqu'un opérateur, habitué à ces sortes de secousses, ne peut plus les supporter si on tire le graduateur au delà de la moitié de sa course.

Le second moyen est beaucoup plus facile à employer. Voici en quoi il consiste. On retire complétement le graduateur pour donner à l'appareil son maximum d'intensité ; puis on rapproche les fils correspondant à chaque pôle jusqu'à ce que jaillisse une étincelle. Tout appareil d'induction, pour être propre à l'usage dont je parle en ce moment, doit donner une étincelle d'un millimètre à deux au moins.

Bien que ces moyens paraissent manquer de précision scientifique, il faut s'en contenter, car, pour la pratique usuelle, on n'en possède pas d'autres.

§ II

Je dois faire ici une remarque qui ne me paraît pas sans importance. Beaucoup de personnes, même parmi les auteurs qui ne sont pas spécialistes, confondent souvent, sous le nom général d'*électrisation*, l'emploi du fluide donné par trois sources, la *machine à plateau de verre, la pile* et *la bobine d'induction*. Les propriétés physiologiques de ces trois appareils sont cependant bien différentes. Ainsi, tandis qu'on supportera impunément la secousse d'une machine à plateau de verre donnant l'étincelle de un centimètre de longueur, on serait gravement influencé par une pile qui fournirait un arc lumineux de cette dimension, et on serait jeté à la renverse dans de dangereuses convulsions si on voulait tenir en main les pôles d'une bobine donnant cette même longueur d'étincelle.

Les moyens de mesurer l'intensité du fluide varient pour chacun de ces appareils. Pour le premier, on a l'électromètre à balle de sureau ; pour les piles et les courants continus, on a l'électrolyse de l'eau, celle des sels métalliques, puis le galvanomètre, basé sur la découverte d'Ampère ; mais, s'il s'agit de la bobine d'induction, cet instrument cesse de pouvoir être employé, par suite du phénomène que j'ai déjà cité plus haut.

D'ailleurs la construction même de ces instruments s'oppose à ce qu'ils puissent servir à la mensuration exacte et *identique* des courants, car ils ne donnent qu'une mesure *relative*. On sait que deux galvanomètres ne peuvent se comparer, car il est presque impossible de faire deux de ces instruments entièrement pareils. D'où il suit que l'on ne peut *doser* l'agent électrique comme on dose les médicaments ordinaires, dont la quantité se mesure par le *poids*, c'est-à-dire par comparaison avec une autre quantité toujours identique à elle-même.

Je crois, pour ma part, que cette difficulté de dosage a été la cause que les médecins n'ont pas adopté l'emploi de l'électricité d'une manière aussi complète que cela devrait être. L'opérateur exercé peut seul être juge de l'intensité de l'appareil qu'on doit employer dans un cas donné ; mais il ne peut transmettre sa science à cet égard par écrit, car deux appareils d'induction ne se ressemblent pas plus que deux galvanomètres. Ce n'est que par la pratique et la connaissance expérimentale de l'appareil qu'il emploie, qu'il peut arriver à reproduire les effets cités dans les auteurs spéciaux. D'où il suit que l'application de cet agent si puissant est un art, plus encore que toute autre branche de la thérapeutique.

De tout cela, il faut conclure que, pour employer l'électricité avec fruit, et surtout dans le cas qui nous occupe, il est besoin d'une étude spéciale et préalable dont le but n'est pas plus difficile à atteindre, par exemple, que celui de la connaissance d'un procédé chirurgical quelconque.

§ III

Nysten et Hallé, qui ont publié des travaux sur l'état de la contractilité électrique après la mort, faisaient ainsi leurs explorations : « Mettez à découvert, disent-ils, un muscle à l'aide « d'une petite incision pratiquée sur une partie d'un membre « où cette plaie ne puisse avoir aucune suite fâcheuse ; le muscle « sera ensuite soumis à l'influence de l'électricité ; s'il ne « se manifeste aucune contraction, c'est un signe certain de la « mort ; si, au contraire, la contraction du muscle se montre, « on ne peut pas affirmer que la vie est éteinte. » — Je ferai remarquer ici que ces physiologistes opéraient avec le courant d'une pile de Volta, ainsi, du reste, que presque tous ceux qui ont proposé ce moyen. De plus, leur procédé me paraît peu applicable.

Le degré d'excitabilité varie sous l'influence de plusieurs causes, la maladie à laquelle a succombé le sujet en est une des principales. Ces auteurs ont remarqué que les maladies

dans lesquelles la nutrition est le plus lésée portent l'atteinte
la plus considérable à la contractilité. Observation qui corro-
bore l'opinion que je défends, que la contractilité électrique
est bien le thermomètre de la vitalité.

Lorsque les corps ont séjourné pendant un certain temps
dans les gaz ammoniaque, hydrogène sulfuré, la vapeur de
charbon, l'air humide et chaud, la contractilité diminue rapi-
dement. Si la mort est due à une affection aiguë, ou à un acci-
dent, ce phénomène se montre pendant un temps beaucoup
plus considérable que si la maladie a été longue : car la vitalité s'épuise dans les maladies chroniques. Chez les phthisiques,
par exemple, la vie semble s'éteindre peu à peu, comme un feu
qui cesse insensiblement faute d'aliments. Aussi c'est une des
maladies où le phénomène qui nous occupe cesse le plus vite.

Lorsqu'une paralysie est récente, on trouve peu de diffé-
rences entre les muscles qui en ont été atteints et les autres.
Car la nutrition intime de la fibre musculaire n'a pas encore
eu le temps de s'affaiblir ou de cesser, comme cela arrive au
bout d'un certain temps. Pendant la vie, du reste, on peut faire
contracter ces muscles comme leurs voisins restés intacts.

Il y a, au phénomène ci-dessus, quelques exceptions. On
sait, depuis les travaux de Duchenne de (Boulogne), que les
paralysies partielles saturnines enlèvent aux muscles leur contractilité électrique ; c'est même là un des moyens de dia-
gnostic de ces paralysies : cette atonie persiste après la mort.
Il en est de même dans les hémiplégies et les paraplégies qui
sont sous la dépendance des accidents médullaires ou céré-
braux saturnins (1).

----

(1) L'objection tirée de ces cas et de quelques autres, l'empoisonnement
par le curare, par exemple, ne doit pas, selon moi, infirmer la thèse que je
soutiens. Dans les premiers, tous les muscles, en général, ne sont pas atteints,
quant au second, en effet, ce poison enlève complétement aux muscles leur
contractilité. Mais ce sont des cas rarissimes, qui comme tels peuvent être
négligés.

Chez les animaux hibernants, qui sont dans un état *léthar-gique* par suite de l'abaissement de la température, Spallan-zani n'obtenait aucune contraction avec la bouteille de Leyde, mais Saissy en développait à l'aide d'un courant de pile : or, sous l'influence du réchauffement, la vie revient chez ces ani-maux.

Dans l'homme, l'état de syncope, de léthargie ou de mort apparente que l'on observe quand il y a catalepsie ou hystérie, a une grande analogie avec les phénomènes ci-dessus, mais l'on n'a pas fait d'expériences à cet égard au point de vue de l'électricité. Cependant, l'analogie et la logique permettent d'affirmer que, à l'aide de l'électricité, on arriverait, alors, non-seulement à constater la persistance de la vie, mais à la rappeler ; les excitations électriques qui n'offrent aucun danger et ne laissent *aucune trace* sont bien supérieures à celles des brûlures, plaies, cautérisations, employés en pareil cas.

Dans un mémoire publié en 1855 par M. Duchenne (de Bou-logne) sur la faradisation des nerfs phréniques dans l'intoxi-cation par le chloroforme, cet auteur décrit le procédé qu'il emploie. Ces nerfs, qui font mouvoir le diaphragme, agran-dissent ainsi, à la fois, le diamètre vertical du poumon et son diamètre transversal dans la moitié inférieure, c'est là évidem-ment le meilleur moyen d'imiter la respiration naturelle. Voici comment procède M. Duchenne :

Le nerf phrénique descend de dehors en dedans au-devant du scalène antérieur, avant de s'enfoncer dans le médiastin pour se jeter dans les piliers du diaphragme. C'est sur la face antérieure du scalène qu'il faut exciter le nerf phrénique, que l'on met en rapport avec les rhéophores d'un appareil d'in-duction.

On s'assure d'abord de la position du scalène antérieur en déprimant la peau de dehors en dedans avec deux doigts placés au niveau du bord externe du faisceau claviculaire du sterno-mastoïdien, alors on écarte les doigts qui, par une pression

continue, maintiennent la peau déprimée au-devant du scalène; puis on place un des rhéophores dans leur intervalle et
de manière à croiser la direction du nerf phrénique.

« Pendant qu'un aide tient le rhéophore posé, le second
rhéophore est placé de la même manière sur le scalène antérieur du côté opposé; alors l'opérateur, saisissant par les
manches isolés les deux rhéophores, qu'il maintient solide-
ment appliqués sur les scalènes, fait mettre l'appareil en action.
A l'instant où on fait passer le courant, dont les intermittences
sont tellement rapides qu'elles sont presque continues, les
côtes inférieures s'écartent, les parois abdominales se soulè-
vent pendant que l'air rentre avec bruit dans les poumons.
Après une ou deux secondes, on interrompt le courant;
aussitôt, la poitrine et l'abdomen s'affaissent comme dans
l'expiration. Un aide peut, au besoin, aider à ce temps de
l'opération. »

Par le procédé ci-dessus, on fait contracter isolément le diaphragme, si on emploie des rhéophores à petite surface, et si
on choisit bien exactement son point d'implantation. Mais si
on prend des conducteurs armés d'éponges un peu larges, on
excite en même temps le nerf phrénique, le plexus cervical et
brachial, et la branche externe du spinal. Il en résulte, comme
le fait remarquer l'auteur que je viens de citer, un plus grand
mouvement de la poitrine par l'élévation des épaules qui ne
fait que favoriser l'effet qu'on veut produire.

Les auteurs qui ont laissé des descriptions de léthargies;
ceux mêmes qui ont raconté leurs sensations après avoir heu-
reusement échappé à ce danger, sont unanimes pour reconnaître que, dans cet état, on a conscience de ce qui se passe
autour de soi. On veut faire des mouvements, crier surtout:
c'est-à-dire envoyer, à l'aide de la contraction des muscles res-
pirateurs, de l'air qui, passant par la fente des muscles de la
glotte, produise un son. Mais une paralysie générale semble
s'être emparée de tous les muscles, et la volonté est impuis-

sante à les faire agir : cette sensation est décrite avec terreur par ceux qui l'ont éprouvée, et on conçoit que cela soit l'origine de méprises dont les conséquences ont été terribles pour les malheureuses victimes.

Eh bien, la faradisation des nerfs phréniques, telle que je viens de la décrire, me paraît éminemment propre à empêcher que ces malheurs n'arrivent.

En effet, si on expérimente sur un chien de moyenne taille, asphyxié sous l'eau, on peut encore, au bout d'une heure, en moyenne, par ce procédé, obtenir une respiration artificielle et même des sons glottiques ; il en est de même avec les cadavres de suppliciés : cette propriété, après avoir diminué graduellement d'intensité, finit par disparaître avec l'invasion de la roideur, bientôt suivie elle-même de la décomposition putride.

Dans l'asphyxie, on ne ramène la vie que par la respiration artificielle obtenue avec l'insufflation buccale : prolonger ainsi, par des moyens mécaniques, l'hématose dans le poumon, est la seule manière de conserver au sang ses propriétés vivifiantes et de rendre au système nerveux son action vitale. M. Duchenne a conclu, dans le mémoire que nous citions plus haut (1), « que la respiration artificielle, produite par la faradisation des nerfs phréniques, qui imite parfaitement la respiration naturelle, fait pénétrer l'air dans les parties les plus intimes du poumon, en vertu du vide virtuel qu'elle y produit, et cela avec d'autant plus de force et en quantité d'autant plus grande qu'on excite plus énergiquement la contraction du diaphragme ; — cette respiration artificielle peut, comme l'insufflation, rappeler les animaux à la vie, *alors même que le cœur a cessé de battre ;* — elle est simple et facile à pratiquer, il n'existe aucune raison pour lui préférer l'insufflation dans le traitement de l'intoxication chloroformique. »

(1) *Note sur la respiration artificielle par faradisation des nerfs phréniques dans l'intoxication par le chloroforme* (*Union médicale* de 1855), et *De l'électrisation localisée*, 2ᵉ édition. Paris, 1861, p. 743.

C'est en effet pour ce dernier cas que cet auteur conseille ce
moyen. Quant à moi, je pense que l'on doit le généraliser et
que le jour où il sera appliqué en grand, soit à la demande des
familles, soit par un service médical institué par l'État, et dans
des locaux appropriés, on aura rendu à l'humanité un incalcu-
lable bienfait. Je vais m'occuper maintenant des moyens que
je crois les plus propres à atteindre ce but.

§ IV

La question des chambres mortuaires a été mise souvent à
l'ordre du jour. Son principe, déjà appliqué en Allemagne,
dans certaines localités et dans quelques autres pays, mais
seulement pour les personnages marquants, a soulevé en
France de nombreuses difficultés.

On comprend, en effet, que pour les grandes villes, comme
Paris, par exemple, où la mortalité s'élève chaque jour à un
chiffre considérable, il est vraiment impossible, en pratique,
de garder, pendant plusieurs jours, une quantité aussi considérable de corps : car il n'y a d'autre signe réputé certain, jusqu'à présent, comme je l'ai dit plus haut, que la décomposition putride. Or, pour constater ce signe, on s'exposerait,
surtout pendant les chaleurs de l'été, à créer de graves foyers
d'infection, c'est là certainement une raison majeure qui s'op-
posera toujours à l'usage de ce genre d'établissements.

D'un autre côté, le délai légal de vingt-quatre heures amène
souvent, dans la pratique, de nombreuses réclamations de la
part des intéressés ; et si on pouvait la diminuer sans nuire à
la sage intention du législateur, cela constituerait un progrès
qui serait très-favorablement accueilli du public.

— Or, dans l'état actuel de la science, je crois pouvoir affirmer que tout corps, dans les muscles duquel l'action d'un
courant d'induction comme celui dont j'ai parlé plus haut, ne

développe aucune contraction sensible, ne conserve plus aucune trace de vitalité.

— Il y a donc, selon moi, quelque chose à faire, c'est ce qui résulte de la discussion au sénat, du 27 février 1866, que je rapporte plus loin, et c'est l'opinion de presque tous ceux qui ontapprofondi la question. Je crois que l'on pourrait, pour remplir ce but, prendre les mesures suivantes :

— A l'entrée des cimetières, ou même dans tout autre endroit, convenablement choisi, on construirait un bâtiment contenant une *chambre d'observation* dans laquelle un médecin, muni d'appareil d'induction électrique, soumettrait chaque cadavre à l'exploration suivante : le courant, d'abord mis au minimum, puis augmenté successivement, serait appliqué aux muscles du bras, puis les deux pôles seraient appliqués chacun d'un côté du cou au point que j'ai indiqué plus haut, et de manière à provoquer une contraction des muscles respiratoires.

Selon le résultat de cette exploration, on laisserait emporter ou l'on retiendrait le corps pour être soumis, dans une autre partie du bâtiment appropriée, à des soins spéciaux, toujours sous la direction d'un médecin aidé comme il conviendrait.

Bien que cette inspection puisse être obligatoire, comme l'est, du reste, actuellement la visite du *médecin des morts*, elle pourrait, à la demande des familles, être pratiquée à domicile, car on conçoit que dans le cas où le médecin trouverait encore une étincelle de vie, rien ne remplacerait les soins des proches parents, toujours empressés à les donner quand le résultat probable pourrait changer leur douleur en joie.

De plus, on pourrait procéder à cette constatation au bout de douze heures, sauf à répéter l'expérience si on le jugeait convenable. Dans le cas où une exploration attentive ne donnerait aucun résultat, je pense que la responsabilité du médecin serait dégagée, au point de vue de la législation actuellement en vigueur, et qui fixe, à vingt-quatre heures au moins, le délai d'inhumation.

Dans la pratique ce délai est quelquefois rendu plus court, mais seulement en cas de dangers graves pour la santé des voisins et sur certificat des médecins vérificateurs. Les mesures que je propose permettraient de généraliser cette anticipation.

J'ai montré plus haut que l'idée de la constatation électrique avait été mise en avant par divers auteurs, et qu'elle venait naturellement à l'esprit des électriseurs. Un mémoire publié il y a dix ans environ par le docteur Crimotel a traité cette question, mais seulement à un point de vue général. Depuis, le même auteur avait présenté un mémoire, appuyé d'expériences fort bien faites, pour réclamer de l'administration que l'on introduisît, dans les boîtes de secours municipales, un appareil d'induction qu'il avait construit, mais cette demande fut repoussée à cause de la difficulté du maniement de ces appareils.

L'opinion publique se préoccupe de nouveau de cette question. Dans la séance du 27 février dernier, une pétition, adressée au sénat par M. de Courvol de Moulins (Allier), propose, entres autres mesures à prendre pour éviter les inhumations précipitées, d'abord l'établissement d'une salle des morts, d'un caveau commun dans lequel tous les morts seraient conservés pendant un certain temps; de plus, dans un autre paragraphe, le pétitionnaire propose encore d'employer l'électricité et de l'appliquer d'une manière officielle à s'assurer de la réalité de la mort.

Déjà, d'après le rapporteur, plusieurs pétitions avaient été présentées au sénat sur le même objet, mais presque toujours on avait prononcé l'ordre du jour. C'était encore l'avis de la commission, mais, après une remarquable discussion, et grâce aux efforts éclairés de M. le vicomte de Barral, S. Ém. le cardinal Donnet, MM. Tourangin et Hubert Delisle, la pétition cette fois prise en considération fut renvoyée au ministère de l'intérieur. Je ne puis mieux faire que de rapporter ici les discours de ces éminents orateurs, déduisant bien mieux que je ne pourrais le faire les raisons qui militent en faveur de l'opinion que je défends.

M. LE VICOMTE DE BARRAL. — Le pétitionnaire signale le danger des inhumations précipitées et propose des moyens pour donner satisfaction aux inquiétudes des familles.

La commission croit que l'article 77 du code Napoléon suffit, qu'aucune modification à la situation actuelle n'est nécessaire, et elle propose l'ordre du jour. Je ne partage pas cet optimisme.

Des précautions semblables à celles que demande le pétitionnaire ont déjà été adoptées en Allemagne et en Suisse.

En France, une enquête fut ouverte en 1832 sur cette grave question. Les conclusions du rapporteur furent qu'il y avait quelque chose à faire. On ne fit rien par suite des préoccupations politiques du moment.

Or, les réclamations n'ont pas cessé, et je m'en autorise pour faire un nouvel appel au gouvernement et demander la continuation de l'enquête commencée en 1832.

Une solution est nécessaire. En conséquence, je prie le sénat de renvoyer la pétition à S. Exc. M. le ministre de l'intérieur. (Appuyé.)

S. ÉM. M⁸ʳ LE CARDINAL DONNET. — Plusieurs pétitions, comme on vient de le dire, ont été présentées au sénat dans les sections précédentes sur les dangers des inhumations précipitées.

J'ai toujours été retenu dans mon diocèse, lorsqu'elles ont été discutées ; mais par la lecture des comptes rendus j'ai pu voir qu'elles avaient été l'objet d'un examen très-sérieux. Cet examen cependant n'a abouti qu'au vote de l'ordre du jour, et c'est encore cette résolution qu'on propose aujourd'hui.

Permettez-moi de m'y opposer et de demander, au moins, que des précautions nouvelles soient prises, car j'ai acquis la conviction que les victimes des inhumations précipitées sont beaucoup plus nombreuses qu'on ne le pense.

Or, qu'y a-t-il de plus horrible que de mourir en imputant sa mort à l'imprévoyance et à la précipitation de ceux que quelques instants auparavant on appelait des noms les plus doux ?

Je sais que la loi prescrit des règles de prudence, mais ces règles ne sont pas toujours observées, et, dans les campagnes surtout, on y attache souvent peu d'importance.

J'ai moi-même, dans un village que j'ai desservi aux débuts de ma carrière pastorale, empêché deux inhumations de personnes vivantes. L'une d'elles vécut encore douze heures, et l'autre revint complétement à la vie ; toutes les deux étaient dans un état léthargique.

Plus tard, à Bordeaux, une jeune fille passait pour morte ; on avait éloigné son père et sa mère, et, quand j'arrivai, la garde-malade s'apprêtait à couvrir son visage.

La mort cependant ne me parut pas certaine ; je fis entendre des paroles d'espérance, sous l'influence desquelles une révolution s'opéra chez la malade. Elle est devenue depuis épouse et mère, et elle fait le bonheur de deux familles.

Un de nos honorables collègues me disait tout à l'heure, qu'en Hongrie, en 1831, à l'époque où le choléra y sévissait, il avait vu emporter comme mort un des plus grands personnages de la Transylvanie. La femme de ce grand personnage obtint cependant de passer encore une nuit auprès de son mari. Quelques heures après, celui-ci s'agitait sur sa couche et ouvrait les yeux ; il n'était qu'en léthargie.

J'ajoute que, dans ma conviction, les hôtels garnis sont fréquemment le théâtre d'erreurs de ce genre, et que la vie des voyageurs est ainsi sacrifiée au désir de se débarrasser au plus vite d'une présence incommode et effrayante.

Enfin, permettez-moi de vous citer un dernier fait. C'était en 1826 ; un jeune prêtre, au milieu d'une cathédrale pleine d'auditeurs, s'affaissa subitement dans la chaire d'où il faisait entendre sa parole.

Bientôt le glas funèbre tinta ; un médecin déclara que la

mort était constante et fit donner le permis d'inhumer pour le lendemain. L'évêque de la cathédrale où l'événement était arrivé récitait déjà le *De profundis* auprès de lit funèbre et on avait pris les dimensions du cercueil.

Le nuit approchait cependant, et on comprend les angoisses du jeune prêtre dont l'oreille saisissait le bruit de tous ces préparatifs. Il n'avait que vingt-huit ans et sa santé jusque-là avait toujours été florissante.

Enfin, il distingue la voix d'un de ses amis d'enfance, et cette voix, provoquant chez lui un effort surhumain, amena un résultat merveilleux.

Le lendemain le jeune prêtre pouvait reparaître dans sa chaire. Il est au milieu de vous (sensation), vous priant de demander aux dépositaires du pouvoir non-seulement de veiller à ce que les prescriptions légales soient observées, mais encore d'en formuler de nouvelles pour prévenir des malheurs trop fréquents et d'une nature irréparable.

Je demande donc au sénat de provoquer l'examen du gouvernement en votant le renvoi de la pétition. (Oui ! oui ! Appuyé ! appuyé !)

M. TOURANGIN. — Il est malheureusement trop certain qu'avec la loi actuelle, si sages qu'on puisse trouver ses prescriptions, il y a des cas d'inhumation précipitée.

L'orateur en cite un exemple choisi dans les classes élevées de la société, c'est-à-dire dans celles qui ont le plus de respect pour les morts : trois médecins avaient été appelés ; les expériences les plus cruelles, les plus décisives avaient été faites ; après trente heures, la personne qu'on croyait morte n'avait donné aucun signe de vie, et on venait de décider qu'elle serait mise dans la bière. Les supplications d'une sœur de la malade obtinrent quelques heures de répit, — cela suffit pour que la vie reparût où on s'obstinait à ne voir que la mort ; — il fallut ensuite trois mois pour guérir les plaies faites en vue de constater la mort.

L'honorable membre dit qu'il y a beaucoup de faits de ce genre qui sont connus, et il est persuadé qu'il y en a beaucoup qui demeurent inconnus. Or, si cela existe avec et malgré les prescriptions de la loi, le sénat peut-il se montrer indifférent et passer à l'ordre du jour?

Et cette législation d'ailleurs est-elle toujours exécutée? Oui, sans doute, elle l'est dans certaines classes de la société. Mais dans la masse, dans les campagnes notamment, qui forment la majorité de la population, est-il vrai qu'on se conforme à la loi?

A la campagne, toute une famille n'habite souvent qu'une seule chambre. Les vivants sont obligés de manger, de coucher à côté du mort, et il arrive fréquemment qu'on déclare le décès comme arrivé cinq ou six heures avant le moment où réellement il a eu lieu. (C'est vrai! c'est vrai!)

On dit que l'intervention des hommes de l'art est une garantie contre les inhumations précipitées; mais à la campagne beaucoup de malades meurent sans secours de médecin (Oui, oui, c'est vrai!) et bien souvent, quand un médecin apprend en route que le malade, auprès duquel il se rend, vient de mourir, il tourne bride.

Il faut donc reconnaître que, pour la majorité de la population, les garanties de la loi n'existent pas.

L'honorable membre examine ensuite ce qui se passe pour les voyageurs qui meurent dans les hôtels garnis. Là, le mort n'a ni parents ni amis pour veiller à ce que le délai légal soit observé, et les inhumations se font fréquemment avec beaucoup trop de rapidité.

L'orateur pense donc que le délai de vingt-quatre heures prescrit par l'article 77 du code Napoléon est insuffisant. Il voudrait un terme plus long, avec faculté de le diminuer suivant les cas, et il conclut, par toutes les considérations qu'il vient de présenter, à la nécessité pour le sénat de continuer à appeler, sur un point aussi digne d'intérêt, toute la sollicitude du gouvernement. (Oui! oui! Aux voix! aux voix!)

M. Hubert Delisle. — Il y a des questions tellement graves, qui s'adressent tellement à l'humanité, qu'on ne doit pas craindre d'importuner le ministre à ce sujet. Du reste, dans les observations mêmes de l'honorable M. de Royer, je vois un argument très-sérieux en faveur du renvoi.

En effet, la brochure publiée en 1846, la circulaire adressée aux préfets au sujet d'une pétition envoyée au sénat en 1864, montrent que la question ne cesse pas d'être à l'ordre du jour, et c'est une raison de plus pour nous en occuper. (Approbation.)

Au fond, et d'après ce qui a été dit, il est positif que très-souvent, aujourd'hui, toutes les investigations ne donnent pas une confiance suffisante dans la réalité de la mort, et qu'il y a des inhumations faites avant l'expiration du délai de vingt-quatre heures. (Oui ! oui ! C'est vrai !)

L'honorable membre, revenant sur les faits signalés par M. Tourangin et notamment sur ce qui se passe fréquemment dans les campagnes, fait remarquer que, dans le Midi surtout, où les logements sont petits, resserrés, on craint une trop prompte putréfaction et on demande des autorisations prématurées.

Les ministres, les préfets font ce qu'ils peuvent ; mais les obstacles sont si graves, qu'on ne peut pas toujours les surmonter. Dans les grands centres même, des précautions sont encore nécessaires, et on a cité à Paris un hôtel considérable où un homme ayant succombé, l'hôtelier, désireux de ne pas offrir aux voyageurs ce déplorable spectacle, sollicitait le droit de se débarrasser le plus vite du cadavre.

Je rappellerai encore, ajoute l'orateur, le fait suivant : il existe dans une ville de l'étranger un ancien cimetière qu'on voulut transformer en une halle, et quand les terres furent remuées, elles révélèrent des événements, des drames terribles. (Mouvement.)

Eh bien ! dans la tendance qu'indique le renvoi proposé, on

fera ce qu'on pourra, et je ne doute pas que le gouvernement n'accueille volontiers ce renvoi, qui me paraît préférable à l'ordre du jour.

M. LE VICOMTE DE BARRAL. — A côté des faits cités par l'honorable M. Tourangin, je pourrais en rappeler de non moins déplorables. J'en mentionnerai notamment deux qui se sont passés dans l'Indre et dans l'Isère et dont j'ai été témoin. Dans le premier de ces départements, une institutrice fut enterrée ; la fosse était voisine de la cure, et dans la nuit on entendit des cris lamentables ; la malheureuse femme fut déterrée, et elle expira au moment où la fosse avait été rouverte. Dans l'Isère, on avait déjà déposé le cercueil dans la fosse quand l'individu enterré se réveilla d'une léthargie.

On fait une objection au renvoi en disant que le sénat a passé à l'ordre du jour sur des pétitions analogues ; mais je ne pense pas qu'il ne soit pas permis d'en appeler du sénat au sénat lui-même. (Approbation).

Je persiste donc à demander le renvoi, et j'espère qu'il conduira aux moyens d'empêcher de grands malheurs.

L'ordre du jour est mis aux voix et repoussé.

Le senat prononce ensuite le renvoi au ministre de l'intérieur proposé par M. le vicomte de Barral.

(Séance du 27 février 1866.)

§ V

Bien que je considère le moyen que je propose comme le seul vraiment efficace en cas de mort apparente pour éviter de confondre, avec la mort réelle, cet état, qui en est si voisin ; je ne prétends pas, évidemment, que tous les sujets dans lesquels la faradisation décélerait des traces de vitalité seraient rendus à la vie. Mais chez un noyé, un asphyxié, un pendu que l'on secourt promptement, la vie est encore pour ainsi dire à l'état *virtuel*. Il arrive souvent que les soins doivent être continués pendant quatre ou cinq heures avant que son étincelle se ranime d'une manière sensible.

Or je pense que le fluide électrique, qui traverse puissamment tous les organes dans leur intérieur même, possède une grande supériorité sur les autres moyens, qui ne dépassent pas, à vrai dire, l'épiderme. Le système nerveux, qu'on cherche à exciter, obéira bien plutôt à cet agent, son excitant spécial, qu'à tous les autres.

Le cas cité par l'honorable M. Tourangin est un exemple bien frappant de l'inconvénient des plaies faites en vue de constater la mort. Avec la faradisation, rien de pareil, car le courant maximum des bobines médicales ordinaires ne laisse pas sur la peau de traces sensibles, même quand il produit une douleur plus intense que celle de la brûlure.

Dans les expériences sur les animaux, il arrive quelquefois que la respiration artificielle, obtenue comme je l'ai dit, est impuissante à ranimer la vie, surtout si on l'emploie plus de une ou deux heures après la mort, et selon la résistance vitale des sujets. D'autres fois, si on cesse trop tôt, la vie s'éteint de nouveau, quelquefois le sujet succombe au bout de quelques jours seulement.

Il m'est arrivé, à moi-même, de ranimer un malade, employé d'un ministère, tombé, en pleine rue, d'une attaque dont je n'ai pu, faute de renseignements précis, bien déterminer la nature ; il avait été soigné trois heures dans une pharmacie, et abandonné pour mort dans son domicile par plusieurs médecins : mais la vie, bien que revenue, après des soins persévérants, s'éteignit au bout de dix jours, sans que l'intelligence ait été complétement récupérée.

J'ai indiqué, dans ce travail, comment je comprenais l'application en grand du principe physiologique que je défends ; mais il va sans dire que je ne fais pas des chambres d'observation la condition *sine quâ non* de son usage. Je regarde cette mesure comme le couronnement de l'œuvre ; cependant j'avoue qu'on ne pourrait vraiment pas, dans l'état actuel des choses, exiger de l'autorité qu'elle intervînt, officiellement et du premier abord, pour imposer ce moyen de constatation, si parfait qu'il puisse paraître *à priori*. Je crois fermement qu'on on y arrivera par la suite, mais, en attendant, je fais un appel à tous les praticiens que leur position ou leurs connaissances scientifiques mettent à même de pouvoir expérimenter avec fruit.

Il est facile de se procurer des appareils d'induction et je voudrais que pas un cas ne se produisît, dans lequel la mort serait douteuse, où on ne les eût employés dans le but que j'indique. L'opinion des hommes éminents dont j'ai cité les discours, opinion partagée par la grande majorité du sénat, est un puissant encouragement à suivre cette voie.

Quoi qu'il en soit, et quand même on ne devrait sauver qu'un homme sur cent, je croirais encore qu'il est bon de préconiser l'emploi d'un moyen si peu dangereux, d'une utilité si évidente, et dont le résultat serait une nouvelle conquête de la science de l'homme sur son plus terrible ennemi, la mort.

Corbeil, typ. et stér. de Crété.

9 782329 370842